AF384543

DU TRAITEMENT

DES

BRULURES

EMPLOI

DE L'HUILE SICCATIVE NOIRE D'HOFFMANN

et de l'emplâtre de céruse

PAR

G. LEBOUCQ

DOCTEUR EN MÉDECINE DE LA FACULTÉ DE PARIS, MÉDECIN DE LA
SOCIÉTÉ PHILANTHROPIQUE, ETC.

PRIX : 1 FRANC

CHEZ TOUS LES LIBRAIRES ET CHEZ L'AUTEUR

19, RUE CHAPTAL, A PARIS.

—

1869

DU TRAITÉMENT

DES

BRULURES

AVANT-PROPOS

Les brûlures, par leur fréquence et surtout par leur gravité, ont de tout temps attiré l'attention des chirurgiens.

Boyer et Dupuytren se sont occupés longuement de ce point de l'art médical, et les études dont nous leur sommes redevables laissent peu à innover sur la plus grande partie de l'histoire des brûlures. Ainsi la classification des brûlures par Dupuytren est admise par presque tous les médecins. De même, les causes des brûlures, leurs symptômes, leur diagnostic, leur pronostic ont été étudiés dans toutes leurs parties, dans toutes leurs conséquences, et ce ne sera jamais que sur un détail peu important qu'un médecin pourra émettre quelque idée nouvelle.

Malheureusement il n'en est pas de même du traitement des brûlures, c'est-à-dire de la partie la plus importante de leur histoire. Que de remèdes proposés, vantés, puis bientôt oubliés. Un certain nombre, il est vrai, sont restés en honneur et forment l'arsenal thérapeutique actuel des brûlures. Ainsi le liniment oléocalcaire, le cérat opiacé, le collodion, le coton, le typha;

les bains prolongés. Chacun de ces médicaments a une action réelle, mais il a d'autre part des inconvénients qui résident soit dans la substance elle-même, soit dans le mode de pansement employé. Toujours est-il que, dans le plus grand nombre des cas, le médecin reste désarmé, surtout lorsque les brûlures ont une étendue considérable. Et c'est justement ce genre de brûlures qui domine aujourd'hui. L'extension immense donnée depuis quelques années aux manufactures de tous genres, la découverte et par suite l'exploitation d'une grande quantité de substances explosibles, la forme et le genre de vêtements portés par les femmes, etc., sont les causes de cette quantité toujours croissante des brûlures et surtout des brûlures graves que l'on signale tous les jours.

Qui ne se souvient d'Emma Livry, de l'archiduchesse Mathilde, de Mme de Maillé, etc., succombant dans des souffrances inouïes malgré tous les soins que l'art médical leur prodigua. Combien d'autres accidents qui passent inaperçus en raison de la position modeste de ceux qui en sont atteints. Vous ne pouvez ouvrir un journal sans trouver un fait de ce genre. Ouvriers brûlés dans leurs fabriques, négociants ou commis atteints en transvasant des liquides caustiques, ou bien encore, assez souvent, hommes ou femmes brûlés par vengeance à l'aide du vitriol, c'est l'histoire de tous les jours.

Est-il nécessaire d'en dire davantage pour faire comprendre la place capitale qu'occupent les brûlures en chirurgie pratique et pour faire sentir l'importance de la découverte d'un moyen de guérison des brûlures.

Mais avant de révéler ce moyen, nous pensons qu'il

est utile de donner quelques notions sur les brûlures
en général. Nous avons été guidés dans cette étude par
les auteurs que nous avons nommés plus haut : Boyer,
Dupuytren, Vidal de Cassis, etc.

Cette étude préliminaire, en faisant connaître les lésions produites par le calorique, et les complications
qui en sont la conséquence, fera mieux comprendre certaines expressions dont nous nous servirons en parlant
du traitement, le degré de gravité des brûlures dont
étaient atteints les sujets dont nous donnerons les
observations, et par suite l'efficacité du traitement que
nous proposons.

DES BRULURES

L'inflammation et la destruction de la peau, des muqueuses et des parties subjacentes, sous l'influence du calorique ou d'un agent chimique, constituent la brûlure.

Les agents chimiques, comme acides minéraux, alcalis, etc. donnent, presque toujours lieu à des altérations de tissu très-étendues, très-profondes, portées jusqu'à la désorganisation et par conséquent très-dangereuses. Ces lésions rentrent d'ailleurs dans la classe de celles qui sont la suite des brûlures ordinaires, dès que l'on a neutralisé l'agent chimique qui les a produites si l'on est appelé avant qu'il soit entièrement décomposé.

Causes.

Tous les corps qui dégagent du calorique à un certain degré peuvent produire une brûlure : 1° par le calorique qu'ils rayonnent ; 2° par la flamme qui les entoure ; 3° par contact direct. — Ainsi rayonnement du calorique, action de la flamme, application immédiate des corps comburants. Ceux-ci peuvent être gazeux, liquides ou solides.

1° Rayonnement du calorique. — Coup de soleil. — La brûlure est quelquefois occasionnée par les rayons solaires ; cette espèce de brûlure est généralement très-légère, mais dans quelques cas l'irritation se propage profondément et peut donner lieu à un érysipèle phlegmoneux, à une méningite, etc...

Le rayonnement du calorique donne lieu aussi à une sorte de brûlure qu'on pourrait appeler chronique : c'est une sorte d'érythème qui s'observe chez les vieillards, les forgerons, les femmes qui abusent des chaufferettes, c'est-à-dire chez les individus qui, par habitude, supportent l'impression d'une chaleur très-vive. Les téguments prennent un aspect marbré, on voit quelquefois des gerçures au centre de ces rougeurs; parfois même des ulcérations très difficiles à guérir surviennent sur ces parties.

2° *Action de la flamme.* — Parmi les brûlures les plus dangereuses par leur étendue et par leur profondeur que l'on a souvent occasion d'observer, il faut compter celles qui sont l'effet de la conflagration des vêtements. On pourrait citer un grand nombre de cas où elles ont déterminé en peu de jours des accidents mortels.

Non-seulement la flamme brûle instantanément à la manière des corps immédiatement appliqués sur les parties, mais elle entraîne encore avec facilité les substances animales à partager le mouvement de combustion dont elle est elle-même le produit. Ces substances se desséchant promptement, bouillonnent en quelque sorte, se raccornissent et se consument bientôt en produisant une flamme nouvelle qui s'ajoute à la première, augmente son activité et étend ses ravages. On sait avec quelle prodigieuse rapidité les vêtements enflammés brûlent à de grandes profondeurs les parties qu'ils recouvrent. La lésion alors est souvent portée au dernier degré de gravité et la mort en est ordinairement la suite. On a vu en peu d'heures des individus entiers frappés d'ivresse ou d'apoplexie, ou des enfants en bas âge, se consumer. (Vidal de Cassis.)

3° *Action directe des corps comburants.* — Les corps comburants sont solides, liquides ou gazeux.

Les corps solides brûlent en général avec d'autant plus d'intensité qu'ils sont élevés à un plus haut degré de température, qu'ils sont plus denses, meilleurs conducteurs du calorique et que leur application immédiate ou médiate est prolongée pendant un temps plus ou moins long. Cette dernière circonstance influe beaucoup sur l'étendue en surface et en profondeur à laquelle peut se propager l'action de la chaleur.

Quelques substances dont la combustion est rapide et qui entrent en fusion en brûlant, comme le phosphore, le soufre, les résines, occasionnent dans un temps fort court les brûlures très-larges et très-profondes.

Les brûlures produites par les liquides sont ordinairement très-vastes. En effet, les liquides ne peuvent être instantanément enlevés, ils s'étendent sur la peau, ou, s'ils tombent sur des parties couvertes, ils s'imbibent dans les vêtements, ce qui a pour effet de les fixer sur les organes sous-jacents et de prolonger leur action jusqu'à ce qu'ils soient entièrement refroidis.

La rapidité d'action des liquides varie avec leur nature, et surtout leur densité. Ceux qui sont susceptibles de s'élever à un très-haut degré de température en bouillant et qui ont le plus de tendance à adhérer à la peau sont les plus dangereux, tels sont le bouillon, les huiles, le suif et le sucre fondu. On peut en dire autant de la lessive ordinaire et des solutions alcalines que l'on prépare dans les laboratoires de chimie, dans les ateliers où l'on fabrique le salpêtre, le savon, etc. Parmi ces solutions salines, il peut s'en trouver qui soient très-irritantes ou caustiques par elles-mêmes : celles-là produisent les lésions les plus graves.

Les brûlures occasionnées par l'alcool, par l'éther, par les gaz enflammés, par l'explosion de la poudre à canon, sont ordinairement très-larges et compliquées très-souvent de désordres du côté des organes internes, désordres dus à la pénétration des vapeurs dans le nez, la bouche, le pharynx, etc.

Symptômes.

Les lésions produites par les corps comburants diffèrent d'intensité et se distinguent surtout entre elles d'après la profondeur à laquelle les tissus sont désorganisés. C'est sur cette idée qu'est basée la division de la brûlure en plusieurs degrés. A l'exemple de Dupuytren, nous admettrons six degrés caractérisés de la manière suivante :

Premier degré.—*Forme érythémateuse.*—Rougeur vive et non circonscrite de la peau, sans tuméfaction apparente ; la rougeur disparaît momentanément par la pression, sentiment de chaleur, douleur cuisante. Au bout de quelques jours, disparition de la chaleur et de la douleur, desquamation de la peau. Ordinairement il n'y a pas de fièvre si la brûlure est peu étendue. Mais si elle s'étend sur de larges surfaces, il y a accélération du pouls, rougeur de la langue, soif vive, puis apparition d'autres symptômes qui expriment la souffrance de l'appareil digestif, de l'insomnie, du délire, du coma, des mouvements convulsifs, la mort même peuvent survenir quand la brûlure au premier degré est très-étendue, surtout si elle occupe les téguments du crâne. Le calorique rayonnant, l'impression de la flamme, de la vapeur chaude, l'eau ou les autres corps chauds, mais dont l'action a été peu prolongée, produisent ce premier degré.

Deuxième degré. — *Forme vésiculeuse ou bulleuse.*— Ici les agents sont les mêmes que précédemment, ils sont plus énergiques ou l'action a duré plus longtemps. Il y a formation de phlyctènes immédiatement ou au bout de quelques heures. Douleur d'abord vive, âcre, brûlante, puis tensive ; elle s'exaspère quand on enlève l'épiderme ou quand il est primitivement déchiré : alors il y a toujours une légère suppuration, et quelquefois on aperçoit une fausse membrane recouvrant la première couche de la peau. On observe ici la rougeur du premier degré entre les phlyctènes, un peu de gonflement et de tension.

TROISIÈME DEGRÉ. — *Forme gangréneuse ainsi que les degrés suivants.* Eschare mince sous la forme de taches grises, jaunes ou brunes, souples, insensibles à un toucher doux, mais douloureuses par une légère pression : c'est le corps muqueux qui est mortifié. Souvent des phlyctènes recouvrent les plaques: alors c'est une sérosité brunâtre, lactescente ou sanguinolente qui soulève l'épiderme. Il y aura nécessairement des cicatrices, soit que l'eschare tombe en masse ou par parcelles. Il se manifeste donc des phénomènes primitifs qui se rapportent à ceux des premiers degrés, puis des effets consécutifs qui se rattachent au travail d'élimination, enfin des effets tardifs: ce seront des difformités par des cicatrices.

QUATRIÈME DEGRÉ. — Dans le degré précédent, ce qu'on a appelé le corps muqueux seul était mortifié. Ici toute l'épaisseur de la peau est privée de vie, et quelquefois avec elle une légère couche de tissu cellulaire. L'eschare est plus foncée, plus sèche, plus dure ; son racornissement plisse en rayons la peau saine qui l'entoure. La douleur qui avait cessé avec l'action du calorique renaît au bout de trois ou quatre jours : c'est le prélude de l'inflammation éliminatrice qui chassera l'eschare en quinze ou vingt jours. La suppuration sera plus abondante; il y aura des bourgeons charnus et création d'un tissu inodulaire. Ce tissu possède une puissance de rétractilité extrêmement remarquable : aussi devrat-on surveiller la cicatrisation, la diriger, afin d'éviter, autant que possible, des difformités qui peuvent non-seulement altérer la beauté des formes, mais encore entraver des fonctions importantes.

CINQUIÈME DEGRÉ. — La mortification a frappé tous les pléments organiques : tissu cellulaire, aponévroses, muscles, vaisseaux, nerfs, jusqu'aux os. Les eschares sont noires, déprimées, friables. Quand c'est un liquide bouillant qui les a occasionnées, elles forment une masse molle, grisâtre, insensible, se laissant déprimer par le doigt sans déterminer de la douleur.

SIXIÈME DEGRÉ. — Pour caractériser ce degré, Dupuytren cite l'exemple d'un jeune homme qui, parcourant une fonderic, posa le pied dans un conduit par lequel le métal en fusion devait passer. Il fut atteint par la fonte, et ne retira de ce ruisseau de feu qu'un membre auquel manquaient le pied et la partie inférieure de la jambe. Ce malheureux n'avait presque pas ressenti de douleur et ne s'aperçut pas d'abord de l'horrible mutilation qu'il venait d'éprouver. C'est donc une carbonisation complète d'un membre qui constitue le sixième degré.

Les *symptômes généraux* sont en rapport, généralement, avec l'étendue et la gravité des brûlures.

Si la brûlure est légère et circonscrite, il n'y pas ou peu de réaction sur l'économie, mais toutes les fois que la brûlure est très-étendue, il se manifeste une *fièvre* analogue à celles qui sont symptomatiques des inflammations externes : elle dépend de la *transmission de l'irritation violente et fort douloureuse de la peau à tous les organes importants de la vie*. Elle est remarquable par une soif vive, une chaleur extrême, la dureté et la fréquence du pouls, la diminution des sécrétions. *Le malade peut succomber en quelques jours, et dans des cas plus fâcheux, au bout de quelques heures.* A peine alors l'inflammation a-t-elle eu le temps de se développer ; les viscères principaux sont trop fortement influencés par les douleurs atroces que perçoit le système nerveux ; la réaction manque ; le pouls reste petit, concentré, fréquent ; le délire et les convulsions se manifestent ; une sueur froide se répand sur le tronc et sur la face ; le visage se décompose. Ces différents symptômes, aussi bien qu'un état de stupeur, annoncent une mort prochaine.

Les malades échappent-ils aux premiers dangers des grandes brûlures, ils peuvent périr des suites de la *gangrène consécutive* à la violence de l'inflammation, ou par l'effet des *phlegmasies secondaires* des membranes muqueuses pulmonaire et gastro-intestinale. Le siége de ces inflammations profondes correspond assez souvent aux régions du corps qui sont elles-mêmes le siége de la brûlure. Ainsi on a vu une pleurésie, une pneumonie, et quelquefois ces deux phlegmasies réunies, se développer consécutivement, et dans quelques cas, assez promptement, après des brûlures étendues des parois de la poitrine. Une péritonite, une gastro-entérite intense, des vomissements de sang, et des évacuations sanguinolentes, souvent très-abondantes, viennent compliquer les brûlures des parois du ventre et de la région lombaire. Il est rare que des complications aussi graves ne hâtent pas la mort des malades.

Si les malades résistent à ces accidents, ils sont encore

exposés plus tard à succomber à *l'abondance de la suppura-*
tion : c'est ce qui arrive encore quand l'inflammation profonde, causée par une brûlure dans les parties voisines,
détermine· l'apparition d'un phlegmon diffus. La désorganisation suit de près les progrès de cette inflammation ; des
foyers purulents se manifestent dans diverses directions ; les
muscles, la peau, sont disséqués, décollés, et l'amputation
du membre, quand elle peut être faite, n'empêche pas souvent la terminaison funeste qu'on espérait prévenir par cette
opération. Ce qui est fort remarquable, c'est qu'on a vu
plusieurs fois *mourir subitement*, au moment où leurs plaies
étaient entièrement ou presque entièrement cicatrisées, des
sujets qui avaient été affectés de grandes brûlures. On ne
trouve à l'ouverture du corps aucune lésion organique. Il
est probable que la mort, dans ce cas, est *due à la perlur-*
bation des fonctions de la peau. Par l'emploi de diaphoréti-
ques énergiques employés à temps, on peut, dans un grand
nombre de cas, s'opposer à une terminaison aussi funeste.

Deux phénomènes encore à signaler, surtout chez les
malheureux affectés de brûlures étendues : c'est la soif
inextinguible qui a lieu dans les premiers moments de la
brûlure et les épreintes vésicales qui portent les sujets à
uriner continuellement sans pouvoir rejeter quelques gouttes
d'urine ; le cathéterisme prouve alors que la vessie est vide.

Pronostic.

Une circonstance qui aura le plus grand poids dans le
pronostîc, c'est l'étendue en surface de la brûlure. En effet,
la plus superficielle peut, en envahissant une grande partie
de la peau, déterminer des accidents mortels. On doit toujours avoir en vue les fonctions de la peau qui se rapportent
à la sensibilité, calculer la somme des douleurs que devra
supporter le malheureux affecté d'une large brûlure. Quelquefois cette douleur est si vive que l'individu succombe
épuisé ; car, tous les observateurs l'ont noté, les pertes nerveuses n'affaiblissent pas moins que les pertes sanguines. Ce
n'est pas seulement le pronostic qui sera éclairé par la connaissance des fonctions de la peau, mais encore le traitement : en effet, la douleur pouvant tuer quand elle est extrême, l'indication capitale est de tout faire pour la calmer,
si l'on ne peut la dompter entièrement. La peau remplit
encore des fonctions relatives aux sécrétions et aux exhalations
qui, trop brusquement supprimées, peuvent donner lieu à des
accidents très-graves : aussi, après la guérison d'une large
brûlure qui a suppuré, doit-on toujours craindre une mort
subite, comme nous l'avons vu plus haut.

Les régions qu'occupe la brûlure doivent être prises en considération : toutes choses égales d'ailleurs, elle sera plus grave quand elle aura lieu sur les parois des grandes cavités. On devra alors redouter l'inflammation secondaire des organes contenus dans ces cavités et des séreuses qui les tapissent.

Dans les brûlures profondes, le malade doit passer par trois périodes qui l'exposent à trois accidents assez graves pour le faire succomber. Les individus se comportent différemment à l'égard de ces périodes. Sous ce rapport, les malades peuvent se diviser en trois catégories : les sujets jeunes, nerveux, irritables, qui sont plus impressionnés par la première période, la période douloureuse; les sujets forts, robustes, sanguins, qui sont exposés aux complications inflammatoires; les sujets débilités ou porteurs de quelques affections chroniques qui doivent nécessairement redouter la troisième période, surtout quand la suppuration est abondante.

Il est évident que ce sont les sujets de la deuxième catégorie qui supportent le mieux la brûlure; car si, d'un côté, ils réagissent davantage et sont par conséquent exposés aux complications inflammatoires, d'un autre côté ils supportent mieux les moyens qui abattent les inflammations.

Les grandes brûlures, affectant des sujets adonnés depuis longtemps à l'usage abusif du vin et des liqueurs spiritueuses, ont presque toujours des suites funestes.

Les brûlures les plus légères qui intéressent les yeux peuvent être suivies de taie, de cécité et même de la perte de ces organes.

Les brûlures des mains et des pieds ont quelquefois donné lieu au tétanos.

Enfin, il arrive souvent qu'après la guérison, les brûlures, surtout quand elles n'ont pas été traitées avec beaucoup de soin, laissent des mutilations et surtout des difformités très-variées que l'on ne peut pas toujours prévenir ou empêcher complétement, quelque précaution que l'on prenne.

Traitement.

Avant d'entrer dans les détails du traitement que nous préconisons, nous pensons qu'il est utile : 1° de faire connaître les indications que le médecin a à remplir lorsqu'il se trouve appelé pour donner ses soins à une personne qui vient d'être atteinte de brûlures; 2° d'énumérer les divers modes de traitement qui ont été employés jusqu'à ce jour, en notant leurs avantages et leurs inconvénients. Il sera plus facile alors de se rendre compte de la supériorité qu'offre notre mode de traitement dans tous les cas de brûlures. Les expériences qui ont été faites ont conduit à des résultats si satisfaisants, que les médecins qui les ont faites ne peuvent dissimuler, en émettant leurs témoignages de satisfaction, un profond étonnement pour une médication si simple, si inoffensive et pourtant si puissante.

Les accidents qui, dans le plus grand nombre des cas, font périr les malades, sont au nombre de trois : la douleur, l'inflammation, la suppuration portées à un degré extrême.

La plus pressante indication à remplir dans le traitement des brûlures est de calmer la douleur. Elle peut être portée à un tel degré d'intensité que la mort en soit le résultat instantané. Le système nerveux encéphalique est alors le siége d'une violente irritation. On observe la plupart des phénomènes de congestion et d'engorgement de presque tous les organes des grandes cavités. Cette transmission si prompte a lieu surtout chez les enfants et les femmes nerveuses. Elle ne peut être attribuée ni à l'inflammation, ni à une autre maladie que la brûlure aurait pu aggraver : c'est une *mort par excès de douleur* (DUPUYTREN).

Si l'on n'a pu parvenir à apaiser les douleurs, il faut songer *à prévenir ou à combattre l'inflammation.* Dans les brûlures profondes et étendues, on a toujours à craindre qu'elle ne détermine une réaction trop forte.

Lorsque le malade est parvenu à passer la période d'inflammation, il aura à lutter contre une *suppuration généralement très-abondante.* Cette suppuration est *douée d'une odeur infecte* qu'on ne peut oublier lorsque l'on a approché une seule fois un malheureux brûlé, odeur qui, sans parler de l'impression pénible qu'elle cause aux personnes qui entourent les malades, vicie l'air respiré par ces derniers et détermine souvent des accidents mortels ou au moins retarde singulièrement la guérison.

Enfin, il est très-important de *surveiller la cicatrisation :* on doit s'efforcer d'obtenir une cicatrice ayant la même étendue que la peau détruite, afin qu'après la guérison, les parties brûlées conservent leur direction et la liberté de leurs mouvements.

C'est pour répondre à ces diverses indications que les chirurgiens de tous les temps ont proposé un grand nombre de traitements.

Il n'est peut-être, disent les auteurs du *Compendium de chirurgie pratique*, aucune affection chirurgicale contre laquelle on ait employé un plus grand nombre de remèdes.

En effet, comme nous l'avons dit dans notre avant-propos, les brûlures, par leur fréquence, et surtout par leur gravité, ont, de tout temps, attiré l'attention des chirurgiens.

Malheureusement les traitements proposés n'ont jusqu'à présent donné que des résultats qui, généralement, n'ont satisfait ni les malades, ni les praticiens.

Du reste, les traitements vantés depuis quelques années ne sont composés que de médicaments employés dès la plus haute antiquité, plus ou moins modifiés. Ainsi, pour le dire en passant, le médicament le plus vanté et le plus employé de nos jours contre les brûlures, le coton, était en usage chez les Grecs. Le docteur Anderson, de Glascow, n'a fait que de le remettre en honneur. Il en est de même de son succédané, le typha, que l'on trouve mentionné dans Dioscoride.

Pour combattre la douleur, surtout dans les brûlures au premier et au second degré, on a employé l'eau froide, l'eau acidulée, l'éther, et dans le but de soustraire les parties au contact de l'air on a employé le collodion et le coton. Dans un certain nombre de cas, ces moyens, les deux derniers surtout, ont diminué l'intensité de la douleur; mais même dans les brûlures au premier et au second degré, ils ne sont pas toujours applicables. Le coton a l'inconvénient de masquer les surfaces brûlées, d'enfermer la suppuration si on laisse le pansement en place trop longtemps, ou d'occasionner des douleurs excessives aux malades si on veut le renouveler lorsque se développe cette odeur infecte que tout le monde connaît.

Pour s'opposer à la violence de l'inflammation, on emploie les moyens antiphogistiques connus: saignées, sangsues, ventouses, etc. Ces moyens sont évidemment bons, mais leur emploi est dans tous les cas une cause d'affaiblissement pour les malades qui ont tant besoin de forces pour résister à l'abondance de la suppuration, conséquence de l'inflammation. Aussi tous les chirurgiens éminents qui ont écrit sur les brûlures recommandent-ils de n'employer ces moyens qu'avec la plus extrême réserve.

Les divers médicaments que nous venons d'énumérer n'ont aucune action sur l'inflammation, ou du moins cette action est peu manifeste. Il en est de même des divers topiques employés : cérat opiacé, liniment oléo-calcaire, etc.

En tous cas, ces médicaments ont un inconvénient considérable, c'est que *les pansements sont pour les malades une cause de douleurs atroces* et ceux-ci témoignent, quand on veut les renouveler, une frayeur et une répulsion invincibles.

Quant à la suppuration ordinairement si abondante qui conduit au tombeau tant de brûlés, on n'a rien fait ou presque rien pour la combattre; on s'est contenté de panser les brûlures par les moyens indiqués ci-dessus, c'est-à-dire qu'on les a traitées comme des plaies simples.

On a préconisé contre l'odeur infecte qu'exhalent les brûlures, le chlorure de chaux, l'acide phénique, mais les résultats ont été peu avantageux.

Ce simple aperçu ne suffit-il pas pour montrer combien les divers modes de traitement proposés contre les brûlures laissent à désirer.

La *découverte d'un traitement efficace*, presque spécifique, contre les brûlures, peut donc être considérée comme un immense bienfait et pour les malades et pour les médecins.

Il est vraiment regrettable que ce mode de traitement, connu déjà depuis un certain nombre d'années, n'ait pas été révélé plus tôt. Que de morts auraient pu être évitées ! Combien, parmi les blessés qui ont survécu, auraient pu obtenir une guérison plus complète, c'est-à-dire des cicatrices moins apparentes ou gênant moins l'exercice de leurs mouvements. Et cela, indépendamment des douleurs atroces qu'ils ont supportées et qui auraient pu leur être épargnées.

Comme nous le verrons dans un extrait de la brochure du docteur Warin, c'est à la position modeste de l'auteur de la découverte qu'il faut attribuer la non-vulgarisation ou plutôt la non-propagation du mode de traitement dont nous parlons. Il a fallu une circonstance exceptionnelle, l'explosion de l'arsenal de Metz, pour le mettre en lumière et appeler sur lui une expérimentation solennelle qui en fût la consécration pour ainsi dire officielle.

Tout le monde se souvient de *l'explosion de l'arsenal de Metz*. Une partie des victimes de cet épouvantable accident fut transportée à l'hôpital de Bon-Secours de Metz, dont M. Warin est le médecin. Plusieurs blessés succombèrent très-rapidement : « Dirai-je le spectacle que nos salles de Bon-Secours, raconte le docteur Warin, offrirent ce jour-là à tous ceux qui devaient y avoir accès. Je n'essayerai pas de dépeindre ce qu'avait de lugubre, de désolant, l'aspect de no brûlés. Quand on n'a pas entendu les plaintes, les gémis[s] sements, les cris de douleur des victimes, on ne peut se figurer ce qu'avait de pénible, de navrant, l'accès des salles de l'hôpital. Ah! je n'oublierai jamais la nuit du 17 au 18 septembre. »

Les victimes qui n'avaient pas succombé étaient dans un état épouvantable. C'est alors que M. Warin, jugeant combien ses soins seraient stériles, s'il n'employait que les traitements usités en pareil cas, se souvint qu'un de ses confrères, le docteur Gilbrin, lui avait vanté les avantages d'un traitement particulier contre les brûlures les plus graves.

Le docteur Gilbrin, sur la demande de M. Warin, lui envoya M. Hoffmann, vernisseur dans les usines d'Ars-sur-Moselle, qui, ayant découvert un traitement des brûlures, avait donné avec succès ses soins à un grand nombre de blessés, et depuis quelques années lui avait fait connaître la manière d'appliquer son remède.

M. Hoffmann, à l'hôpital de Bon-Secours, sous la surveillance du docteur Warin, appliqua aux brûlés de l'arsenal son mode de traitement.

Les bons effets de ce traitement se trouvent relatés dans un rapport du docteur Warin, adressé à l'Administration de l'assistance publique de la ville de Metz.

C'est de cette brochure dont nous allons donner un extrait. Le mode de traitement employé, et les résultats obtenus, y sont décrits d'une manière si satisfaisante et si claire que nous pensons qu'il n'y a pas lieu pour nous d'y ajouter aucune réflexion. Il suffit de lire et de méditer ces quelques pages, ainsi que la lettre du docteur Gilbrin, contenant les observations des malades pansés par lui et par M. Hoffmann, pour se rendre compte que ce mode de traitement, que nous appelons traitement des brûlures par l'huile siccative noire d'Hoffmann et le blanc de céruse, répond à toutes les indications et qu'il procure des résultats merveilleux, qui ne peuvent manquer de frapper d'étonnement les praticiens qui voudront l'employer en se conformant aux règles indiquées par le docteur Warin.

En effet, *les expériences faites à l'hôpital de Bon-Secours* par le docteur Warin, en présence d'une partie des médecins de la ville de Metz, les résultats de la pratique déjà ancienne du docteur Gilbrin, démontrent de la manière la plus évidente et la plus incontestable que par le traitement Hoffmann :

Les douleurs si vives sont toujours calmées, souvent anéanties complétement;

Les pansements, ordinairement si redoutés des brûlés, ne sont jamais douloureux ;

L'inflammation est diminuée d'une manière si notable qu'elle n'existe pour ainsi dire pas ;

La suppuration et l'odeur infecte qu'elle exhale sont presque entièrement supprimées ;

Les cicatrices sont belles et régulières ;

La guérison est toujours très-rapide ;

Le traitement ne présente aucun danger.

Est-il nécessaire de faire ressortir les avantages immenses des résultats obtenus ? Nous ne le pensons pas, ils sont trop évidents. Il suffira de lire l'extrait que nous donnons de la brochure du docteur Warin pour se rendre compte des *conditions déplorables* dans lesquelles se trouvaient les brûlées qui ont servi à expérimenter le traitement Hoffmann ; cependant les résultats ont été réellement surprenants et *l'épreuve a été décisive.* C'est ce dont on ne pourra douter après avoir pris connaissance des observations des brûlés pansés par M. Hoffmann, sous les yeux des docteurs Warin et Gilbrin.

RAPPORT MÉDICAL
Sur l'explosion du 17 septembre à l'arsenal d'artillerie
ET SUR
LE TRAITEMENT PRESCRIT AUX BLESSÉS
DE LA SALLE SAINTE-ÉLISABETH (A BON-SECOURS)

Par M. le Docteur WARIN,

Membre des hôpitaux et hospices civils de la ville de Metz, de l'institution libre de Saint-Clément, de la poudrerie impériale, ancien Médecin de l'administration (des douanes, Membre de plusieurs Sociétés savantes nationales et étrangères.

Adressé à l'Administration des hôpitaux et hospices civils de la ville de Metz.

EXTRAIT

Le traitement de toute maladie qui compte des moyens thérapeutiques nombreux et variés, demande bien évidemment encore de nouvelles expérimentations. Je savais que depuis plusieurs années un traitement particulier était employé à Ars-sur-Moselle, contre les brûlures, et que mon estimable confrère, M. le docteur Gilbrin, en avait obtenu de bons effets. Confiant dans la sagacité de ce praticien distingué, je résolus de profiter des circonstances exceptionnelles dans lesquelles nous nous trouvions pour accepter l'offre de mon confrère et expérimenter dans les salles de Bons-Secours ce mode nouveau de traitement. Je n'ignorais pas non plus que les employés et ouvriers de tous les établissements métallurgiques de cette cité naissante recouraient volontiers à cette médication nouvelle. J'ai ouï dire que cette assertion est contestée, mais je tiens pour certain qu'elle est incontestable.

M. Hoffmann, vernisseur dans les usines Karcher et Westermann, d'Ars, eut, il y a seize ans déjà, à se féliciter d'avoir employé sur lui-même son vernis fort ou huile siccative. S'étant brûlé aux deux mains, il eut la pensée de les plonger dans un bassin contenant son vernis fort, et il en éprouva un tel soulagement qu'il conseilla le même moyen à d'autres blessés. Les effets en furent si favorables, que M. Hoffmann, autorisé par cet heureux essai, vint depuis lors en aide aux malheureux brûlés qui sont toujours si nombreux dans les forges, en faisant avec adresse les pansements, et avec intelligence l'application de ce remède employé empiriquement. Ayant appris que l'emplâtre de céruse de Hollande favorisait la cicatrisation des plaies, il s'en servit avec grand succès : de là la méthode de traitement que nous allons exposer.

Toutes les fois qu'un praticien veut employer un moyen nouveau de la matière médicale dans le traitement d'une maladie, il doit s'assurer que la nature, la composition chimique et l'application de ce médicament répondent aux indications thérapeutiques ; ces indications principales dans les brûlures sont de combattre la douleur, l'inflammation, la suppuration, qui, dans ces lésions d'une grande étendue, sont portées à un degré extrême. Dans la composition de l'huile siccative ou onguent contre les brûlures, de M. Hoffmann, il entre du sulfate de zinc, de la litharge pulvérisée, du peroxyde de manganèse, quelques oignons et de l'huile de lin.

La préparation de cet onguent a été faite sous les yeux de M. Pont, pharmacien de Bon-Secours ; cet habile chimiste en a suivi avec soin tous les détails.

Moi-même, avant de faire usage du médicament, j'assistai à cette longue et minutieuse opération chimique ; alors bien éclairé, et en parfaite connaissance de ce moyen thérapeutique, je crus devoir en prescrire l'usage dans mon service.

Le procédé chimique suivi par M. Hoffmann, quoique d'une grande importance dans le résultat, ne peut cependant être décrit ; cette préparation servant dans l'industrie, l'auteur tient à en conserver le secret. Le médecin ne doit jamais user, pour ses malades, d'un remède inconnu, et la responsabilité médicale lui fait une loi de pouvoir apprécier à l'avance les effets du médicament qu'il emploie. M. Hoffmann l'a compris ; aussi, se confiant dans l'honnêteté du pharmacien et du médecin, il leur a livré la formule d'une préparation à laquelle il attache une grande importance. M. Pont et moi nous respecterons son secret.

L'absorption s'opère à la surface des plaies, à la surface

des ulcères, ou dans la profondeur même des tissus lorsqu'on y fait parvenir des substances liquides, ou des substances solides, mais solubles. En général, la rapidité de l'absorption dépend de la vascularité plus ou moins grande du tissu.

Au contraire, *l'huile siccative, par son application sur une brûlure, agit comme les médicaments astringents.* En déterminant l'astriction des vaisseaux capillaires, en diminuant leur volume, elle empêche l'afflux du sang à la surface de la plaie, diminue l'inflammation et la faculté d'absorption. Les pansements étant renouvelés avec soin et précaution, on diminue aussi singulièrement la douleur. Pour arriver à ce résultat si désirable, on étend à l'avance sur un morceau de linge, qui répond par sa forme à la dimension de la brûlure que l'on veut couvrir, une couche d'huile siccative de plusieurs millimètres d'épaisseur. Si la brûlure est très-vaste, qu'elle ait frappé un membre dans toute son étendue, par exemple, on veille à ce que la plaie étant découverte, on puisse y appliquer immédiatement l'emplâtre siccatif. On entoure ensuite avec du papier bien collé les linges enduits d'huile siccative pour empêcher celle-ci de couler, et pour former une espèce de pansement par occlusion : alors l'air ne peut agir sur la plaie et produire des douleurs.

Ce pansement a besoin d'être renouvelé souvent au début, toutes les fois que le malade ressent une chaleur douloureuse sous l'emplâtre. Si on tardait à le renouveler, des douleurs vives surviendraient ; mais chose admirable, à peine remplacé, *toute douleur cesse, le malade accuse du bien-être et réclame lui-même le renouvellement du pansement,* loin de le redouter, comme il arrive si souvent avec les autres modes de médication externe des brûlures.

Aussitôt que la suppuration s'établit, ce qui arrive ordinairement vers le troisième jour, on fait alors cesser l'usage de l'emplâtre siccatif ; on recourt à celui de céruse de Hollande. Cet emplâtre, qui a pour base le carbonate de plomb, se prête peu à l'absorption.

Toutefois, le moment où il faudra cesser l'usage de l'huile siccative ne peut être déterminé ; il varie suivant l'idiosyncrasie du sujet. Dans certains cas, on cesse dès le deuxième jour, suivant la gravité de la brûlure, la constitution du malade ; souvent aussi on est obligé de le continuer pendant quatre et même cinq jours.

Quand on applique l'emplâtre de céruse, les mêmes précautions sont à prendre pour éviter que la plaie soit longtemps exposée au contact de l'air. Son application doit être continuée jusqu'à complète cicatrisation. Ordinairement cependant, si la plaie s'enflammait, si elle devenait très-douloureuse, si les bourgeons charnus étaient proéminents, on devrait recourir de nouveau à l'application de l'huile siccative, pour revenir ensuite à l'emplâtre de blanc de céruse.

Avec cette médication, *le chirurgien n'est jamais obligé de réprimer les bourgeons charnus* par la cautérisation au nitrate d'argent, pour hâter la cicatrisation. C'est une cause de douleur épargnée au malade.

Avant de recourir au traitement suivi à Ars-sur-Moselle, j'ai dû, comme je l'ai dit, m'assurer de la nature du médicament : sa composition chimique, son application, son action répondaient aux indications thérapeutiques.

Bien évidemment l'huile siccative, par la litharge ou protôxyde de plomb, par le sulfate de zinc, par le peroxyde de manganèse, ne peut avoir qu'une action astringente ou modifier utilement les tissus atteints par les brûlures, à quelque degré que soient ces brûlures. Je ne vais point, pour chacune des substances qui composent ce médicament, entrer dans des appréciations spéciales ; cela serait oiseux, et tous les esprits sérieux, non prévenus, qui ont suivi l'application de ce moyen thérapeutique, en connaissent bien actuellement le mode d'action ; sa composition chimique l'indique, du reste, suffisamment.

Une des plus pressantes indications à remplir dans le traitement des brûlures est de calmer la douleur. « Les brûlures sont, dit M. Payen, chirurgien en chef de l'hôpital d'Aix, plus graves chez les enfants que chez les adultes, toutes choses égales d'ailleurs, et cette gravité plus marquée tient à ce que l'organisation est trop faible pour résister aux vives douleurs qui d'ordinaire accompagnent les brûlures. Calmer la douleur est donc le point essentiel dans les brûlures chez les enfants. »

Les auteurs, les praticiens établissent que les femmes, comme les enfants, qui ressentent vivement les douleurs, sont moins propres que les hommes adultes et les vieillards à lutter contre les accidents primitifs. Il importait donc de savoir si ce nouveau traitement pouvait donner cet important résultat. Les affirmations de M. le docteur Gilbrin m'avaient rassuré à ce sujet, et les faits sont venus confirmer pleinement mes espérances. En effet, il ne faut pas oublier le précepte donné par Bégin, et du reste par tous les auteurs, quand il dit : « Les pansements des brûlures étendues et suppurantes doivent être faits avec une célérité et une légèreté extrêmes. La longue impression de l'air sur les parties dépouillées leur serait nuisible, et les tiraillements et les douleurs inséparables de contacts rudes et de manœuvres non méthodiques, prolongeraient le malaise, la fièvre et tous les accidents sympathiques de la maladie locale. »

Si, se conformant à ces préceptes, on applique l'huile siccative et l'emplâtre de céruse, préalablement étendus sur un linge de même dimension que celui qu'on enlève, la douleur est peu marquée; il me sera possible d'en donner des preuves irrécusables.

Si, par des applications successives de ce médicamen astringent sur les brûlures, on attend que la suppuration s'établisse, il est bien évident que, suivant le degré de la brûlure, suivant la constitution du sujet, on devra en continuer plus ou moins longtemps l'emploi.

Si la brûlure est au premier et au deuxième degré, si le sujet est jeune et robuste, on cesse l'application de l'huile siccative dès le deuxième ou troisième jour, et, par l'application de la céruse de Hollande, on guérit son malade en peu de jours.

Si la suppuration tarde à s'établir, parce que l'eschare ne se détache pas, parce que l'action vitale du sujet est peu énergique, il faudra continuer, pendant cinq, six, et même sept jours l'usage de l'huile siccative avant de panser avec la céruse.

Si, même après avoir employé l'emplâtre de céruse de Hollande pendant plusieurs jours, on s'aperçoit que l'eschare ne se détache pas, que les parties de la brûlure qui suppurent ne sont point d'un aspect satisfaisant pour l'œil du chirurgien, si la plaie n'est point vermeille, ne pas hésiter à revenir à l'huile siccative. Peu de jours après, la plaie sera heureusement modifiée et on devra recourir à l'emplâtre de céruse pour continuer jusqu'à complète cicatrisation.

Il n'est pas nécessaire de dire que, lors des pansements, si les eschares se détachent par portions, on les enlèvera avec soin.

Lorsque le pansement est renouvelé, il est inutile de laver la plaie avec de l'eau de guimauve; j'ai même toujours remarqué que ces lotions sont plutôt nuisibles qu'utiles pour la cicatrisation des plaies; il suffit, dans ce cas, de passer légèrement sur les bords de la brûlure un linge fin ou une éponge douce, soit pour enlever le peu de suppuration qui existe, soit pour enlever le médicament qui reste inhérent à la peau du pourtour de la plaie.

Je viens de parler du *peu de suppuration qui existe*, et je comprends que les médecins qui n'ont pas vu appliquer cette méthode de traitement soient surpris de m'entendre me servir d'une semblable expression. Effectivement, chacun sait qu'une suppuration abondante affaiblit et mine les forces des malades, et que souvent elle mène lentement au terme fatal, à la mort, après des souffrances longues et pénibles.

Tous les médecins, et ils sont assez nombreux, qui ont voulu suivre l'application du traitement prescrit dans mon service, reconnaissent que *la suppuration est singulièrement diminuée* par ce mode de pansement, surtout si on compare ses résultats à ceux obtenus, soit par les pansements avec le liniment oléo-calcaire, avec le cérat, avec le coton, etc.

Un fait bien constant aussi, c'est que *les malades* pansés par cette méthode de traitement *n'ont pas cette odeur de suppuration* qui impressionne péniblement l'odorat de tous ceux qui les approchent et qui est si nuisible pour les malheureux brûlés.

Des médecins, sans se rendre bien compte des effets probables du traitement que je viens d'exposer, ont laissé entrevoir des craintes qui, je le démontrerai, étaient peu fondées. Il est à regretter qu'ils n'aient point cru devoir continuer à visiter les malades de la salle Sainte-Élisabeth, comme leur en donnaient l'exemple de nombreux confrères dont l'âge, l'expérience, la position médicale, la science, l'honorabilité sont bien connus.

Ils auraient dû savoir que les craintes d'empoisonnement par l'emplâtre du blanc de céruse, appliqué sur de larges surfaces, ne sont pas à craindre autant qu'ils se sont plu à le dire.

Dans son excellent Traité d'hygiène générale, le docteur Adolphe Motard rapporte que « M. Duchesne dit avoir vu l'eau de Goulard, employée sur une brûlure, produire la colique. Le docteur Tauffier annonce que de pareils accidents ont été déterminés par l'usage de bandelettes de diachylon gommé ; dans ce cas, le malade avait consommé en onze semaines, quarante-quatre pieds carrés de sparadrap. Il semble que l'introduction du plomb au sein des organes réclame un temps défini, et cette sorte d'incubation rapprocherait alors l'empoisonnement saturnin des maladies qui sont le résultat d'un empoisonnement miasmatique. »

Il importe ici seulement de bien établir la différence d'absorption et, par là même, d'innocuité qui existe dans l'emploi de l'eau de Goulard, composée de sous-acétate de plomb à l'état liquide, et dans celui de l'*emplâtre de céruse* qui a pour base une *préparation de plomb solide et insoluble.*

Mérat et Delens, dans leur Dictionnaire universel de matière médicale et de thérapeutique générale, rapportent que Dioscoride parle de l'emploi à l'extérieur du magistère de plomb. Ils ajoutent qu'on s'en est servi comme dessiccatif, et astringent, pour favoriser la cicatrisation des ulcères, même cancéreux, réprimer les excroissances, etc., etc.

Les pharmacopées anciennes indiquent que l'onguent blanc Rhasès était souvent employé. Baumé, dans ses Éléments de pharmacie, dit, en parlant des vertus de ce médicament. « Il dessèche les plaies et les brûlures, il en donne la composition chimique, qui diffère peu de la composition du blanc de Hollande. Le premier contient de l'axonge et de l'huile d'olive avec du carbonate de plomb, le second de l'huile d'œillette avec du carbonate de plomb. »

Morelot, Virey et Soubeyran donnent aussi, comme tous les ouvrages anciens de pharmacie, la formule d'un onguent avec le carbonate de plomb.

Je pourrais, par des citations nombreuses tirées des ouvrages des anciens auteurs de chirurgie et de matière médicale, comme Samuel Cooper, Thomson, Cullen, Sabatier, Alibert, etc., donner la preuve que les préparations de plomb sont employées depuis nombre d'années contre les brûlures. Vidal de Cassis lui-même, en parlant de l'emploi contre la brûlure, du meilleur topique qui est, suivant lui, le cérat opiacé ou saturnisé, dit que les accidents d'empoisonnement sont plus rares qu'on ne pense.

Il est actuellement incontestable que l'application, sur de larges brûlures, de l'emplâtre de céruse, a pu être faite sur deux jeunes filles de dix-huit ans, pendant un mois pour l'une et pendant deux mois pour l'autre, sans déterminer le moindre accident saturnin.

La plus âgée de toutes les victimes de l'explosion, aujourd'hui entièrement guérie, la veuve Kopp, a pu, pendant deux mois, suivre ce traitement avec la même innocuité.

Parmi les malades qui ont succombé dans mon service, il en est une qui eut des vomissements dès la première nuit, vomissements qui ont persisté jusqu'à sa mort.

Cette femme a été, du 18 au 21 septembre, soumise à un traitement mixte; c'est-à-dire que tout un côté a été pansé avec le liniment oléo-calcaire et le coton, et que sur l'autre côté on a employé le procédé Hoffmann. Cette malade avait sur l'abdomen une vaste brûlure aux 2e et 3e degrés.

Comme les vomissements étaient incessants dès la première nuit, et que le traitement nouveau n'a été commencé que le 18, on ne devait donc pas penser que les vomissements étaient dus à cette médication. Pour pouvoir au besoin convaincre les incrédules, j'ai fait l'autopsie de cette femme; j'ai enlevé le foie, et l'analyse chimique n'a donné que des résultats négatifs : il n'y avait jamais eu, du reste, le moindre symptôme d'accident saturnin.

Je suis loin de me plaindre des critiques qui ont été faites puisqu'elles m'ont fourni l'occasion de demander à M. Pont, pharmacien de Bon-Secours, l'analyse chimique des urines de nos malades pendant toute la durée du traitement.

Le résultat en a été constamment négatif, et les réactifs, ne décèlent pas la moindre trace de plomb.

Du reste, la santé générale des femmes blessées soumises à ce procédé, l'absence complète des signes d'un empoisonnement saturnin, un appétit constant et soutenu, m'indiquaient suffisamment que je pouvais, en toute sûreté, continuer la médication suivie. N'avais-je pas surtout l'expérience des faits cités par mon confrère, M. Gilbrin, pour m'encourager à persister dans mon expérimentation.

Lorsque je me décidai à la tenter, je cherchai à me placer dans les conditions les plus favorables, afin de pouvoir comparer les résultats de ce traitement avec l'usage du liniment oléo-calcaire. Ainsi je choisis certaines malades sur lesquelles je pansai le côté gauche avec la méthode nouvelle, et le côté droit avec le liniment oléo-calcaire; d'autres furent soumises exclusivement à l'un ou à l'autre des deux traitements.

La mort des sept malades de mon service est arrivée si promptement après l'explosion, que bien évidemment la médication suivie ne pouvait pas avoir une action manifeste sur des lésions aussi graves.

Quant aux trois malades soumises à la nouvelle médication, il y en avait une, la fille Guerber, dont la main et le bras droits avaient été pansés avec l'huile siccative et le blanc de Hollande, tandis que la main et le bras gauches étaient enveloppés de coton après avoir été enduits de liniment oléo-calcaire.

Un fait certain et qui a été constaté par tous les médecins qui voulaient bien venir dans la salle Sainte-Elisabeth, c'est que cette fille redoutait le renouvellement de chaque pansement du côté gauche, tandis qu'elle demandait à hauts cris, pendant plusieurs jours, à être pansée exclusivement avec ce qu'elle appelait le blanc. Les deux bras et les deux mains de la fille Guerber paraissaient atteints au même degré, et cependant, après dix jours de traitement, la main droite se cicatrisait, tandis que l'autre était rouge, gonflée, brûlante et lui causait de vives douleurs.

Je me décidai enfin, à la satisfaction de cette fille, à faire usage d'abord de l'huile siccative, ensuite de l'emplâtre de céruse sur la main gauche, et dès lors les douleurs cessèrent, et la plaie a marché vite à la cicatrisation.

Je ne me permettrai pas d'avancer, dès aujourd'hui, que les cicatrisations obtenues à la suite de cette médication nouvelle ne le céderont en rien à celles qui suivent le traitement ordinairement prescrit. Le temps seul pourra me faire constater si, comme l'affirme M. le docteur Gilbrin, les cicatrices sont plus régulières, plus nettes et plus solides.

On me pardonnera, j'espère, d'avoir si longuement décrit le mode de procédé à suivre pour mettre en pratique le traitement suivi à Ars-sur-Moselle; je désirais le faire mieux comprendre, et en rendre, à l'avenir, l'application facile. Au début, si les brûlures sont étendues, étant obligé de renouveler le pansement chaque six ou huit heures, il faut, je l'avoue, y consacrer un temps assez long. Mais au bout de huit, dix ou quinze jours, suivant le cas, deux pansements iuffisent; alors le chirurgien ne sera plus retenu que peu d'instants.

Disons-le enfin, pour diminuer les atroces douleurs supportées par les malheureux brûlés, que ne ferait-on pas?

Je n'ai jamais pensé que la médication externe constituât sout le traitement des brûlures. Lorsqu'elles portent sur une large surface et qu'elles sont profondes, elles ont un grand retentissement sur toute l'économie. Le médecin doit nécessairement étudier avec attention les troubles fonctionnels qui peuvent survenir, les complications qui peuvent se présenter, et leur opposer une médication rationnelle.

Chez certains sujets, la fièvre qui s'allume à la suite des brûlures est si intense, l'inflammation si vive, qu'il faut recourir parfois à des émissions sanguines, ayant soin de ne jamais oublier ce qu'il faut de force et d'énergie vitales pour arriver à une prompte cicatrisation.

Le feu intérieur, la soif inextinguible qui dévorent les malheureux brûlés doivent encore fixer l'attention du médecin. Que de médicaments échouent contre des symptômes si douloureux et si pénibles !

Calmer les douleurs est peut-être l'indication la plus importante à remplir; aussi emploie-t-on généralement la série des calmants sans cependant être certain d'y parvenir.

Avec le traitement que j'ai suivi, *les douleurs ont été si peu prononcées* que, pour toutes mes malades je n'ai dû recourir à aucune préparation narcotique, si ce n'est à la classique potion calmante, excepté cependant pour combattre le trismus.

N'aurais-je obtenu que ce résultat que j'aurais encore droit de m'en féliciter; mais il est bien évident aussi que *la suppuration fut beaucoup moins abondante* que par toute autre médication, et que *les malades n'eurent pas à supporter une si grande déperdition de forces*, par là même plus de chances de guérison. Enfin, je dois ajouter que cette *odeur de pus*, qui fatigue et incommode les malades et ceux qui les approchent était *peu marquée* près de mes blessées. Je ferai remarquer encore ce point très-important que *le pansement n'est pas douloureux*, l'emplâtre d'huile siccative et celui d'onguent de céruse se détachant avec une telle facilité que, si on se hâte de recouvrir la plaie avec de nouveaux emplâtres tout préparés, le blessé n'éprouve que très-peu de douleur.

OBSERVATIONS.

Observation 1. — Guerber (Catherine), âgée de 18 ans.

A la face, brûlures 1er et 2e degrés; à l'oreille gauche, brûlure légère; à l'oreille droite, brûlure au 3e degré.

Au dos, brûlure au 2e degré, et près de la colonne vertébraleplusieurs plaies faites par des morceaux de verre.

Pendant son travail à l'arsenal, la jeune Guerber tournait le dos à une fenêtre.

Cette fille est très-impressionnable, redoute la douleur, et ne permet que difficilement un examen de ses blessures. Ce n'est que le quatrième ou cinquième jour qu'il a été possible d'extraire, des plaies du dos, des morceaux de verre, et l'un d'eux, que M. le docteur Boyer a pu saisir avec des pinces, avait bien 5 centimètres de long sur 2 centimètres de large.

Au bras, à l'avant-bras et à la main du côté droit, brûlure du 2e degré; à la partie interne du poignet, brûlure profonde 3e degré. Au bras gauche, brûlure très-légère, excepté en arrière où des points limités présentaient des brûlures des 3e et 4e degrés. A la main, brûlure 3e et 4e degrés.

A la région du rein droit, *brûlure au 3e degré, de l'étendue de 15 centimètres sur 18.*

Le traitement des brûlures de la jeune Guerber offre des particularités qui sont mentionnées dans le traitement.

Elle a pu sortir de Bon-Secours, *parfaitement guérie, le 31 octobre*. Il ne lui reste des accidents du 17 septembre aucune infirmité.

Observation 2. — DILSCHNEIDER (Catherine), veuve Kopp, âgée de 64 ans, porte de nombreuses et profondes brûlures au côté externe de l'avant-bras gauche, de plus une large plaie produite, dit la malade, par une cartouche. Cette malheureuse femme raconte qu'en voulant sortir de l'atelier elle tomba trois fois avant d'être hors du foyer de l'incendie.

A la face et à l'oreille, du côté droit, des brûlures du deuxième degré; du côté gauche, des brûlures profondes du troisième et même du quatrième degré; sur certains points limités, à la face, à l'oreille, au cuir chevelu et au cou, des brûlures au bras, à l'avant-bras et à la main, du côté droit, au premier et deuxième degrés, quelques points limités au troisième degré.

Au bras gauche, à l'avant-bras et à la main, *brûlures plus profondes puisque des lambeaux de muscles se sont détachés, avec les eschares*, de la partie interne du bras.

Après la chute de l'eschare, les bords de la plaie ont été constamment recouverts avec un plumasseau de charpie cératé. Ce pansement était tenu en place par l'emplâtre de céruse lui-même qui recouvrait l'avant-bras.

Au 2 novembre, à part quelques points du côté gauche, à la face, à l'oreille et au bras, tout le reste est cicatrisé.

Observation 3. — LAROCHE (Marie), 18 ans, est d'un tempérament lymphatique; depuis longtemps elle avait un eczéma de l'oreille gauche.

La face offre des brûlures au premier et au deuxième degré; *depuis la nuque, les épaules et jusq'au-dessous des omoplates, les brûlures avaient détruit partout le derme, le tissu cellulaire; les fibres musculaires sont à nu et l'eschare comprend des lambeaux de muscles. Cette plaie a plus de 18 centimètres de largeur sur 14 de hauteur.*

Au bras droit, au-dessous de l'attache deltoïdienne, existe une plaie profonde déterminée par un morceau de bois qui a fait à la peau une ouverture de plus de 5 centimètres, et qui a pénétré de bas en haut dans les muscles. Cette plaie a donné une suppuration abondante, et ne s'est cicatrisée complétement que cinq semaines après la catastrophe. Le pansement de cette blessure a consisté en application de linge cératé avec de la charpie imbibée d'eau blanche. L'avant-bras gauche est fortement contusionné; il existe une ecchymose très-étendue, la main et les doigts offrent des brûlures aux deuxième et troisième degrés.

Au membre supérieur gauche, à l'épaule et au bras, brûlures au deuxième degré; l'avant-bras, quelques points au troisième ; à la partie interne, sur le reste de l'avant-bras et sur la main, brûlures aux deuxième et troisième degrés.

Les brûlures ont toutes été pansées avec l'huile siccative, etc.

Aujourd'hui, la nommée Laroche est guérie.

Observation 4. — MARCHAL (Léonie), 36 ans, d'une assez bonne constitution, a une *brûlure profonde sus-malléolaire de la jambe gauche, de 8 centimètres de largeur sur 6 de hauteur*. Elle a reçu une poutre sur la tête, au-dessus du front. On constate une plaie du cuir chevelu de peu d'étendue, et sur le nez une plaie de 3 centimètres de longueur.

Le bonnet et les vêtements étaient couverts de sang. Les plaies du cuir chevelu et du nez se sont guéries en peu de jours ; mais il est survenu ensuite une céphalalgie prononcée qui, pendant deux semaines, a résisté à divers moyens thérapeutiques. Dans les premiers jours d'octobre du trismus s'est montré et ces accidents ont continué jusqu'au 20 octobre; enfin ils ont cédé à l'opium administré tous les soirs à la dose de 10 centigrammes.

Quant à la brûlure de la jambe, elle est profonde, et ses bords fortement contus.

Elle fut pansée pendant vingt jours avec du liniment oléocalcaire, avec du cérat, et comme il était difficile de faire garder le repos à la malade, on était disposé à croire que la marche seule retardait la cicatrisation. Voyant que la plaie suppurait toujours, qu'elle n'avait point bon aspect, on appliqua un emplâtre d'huile siccative pendant trois jours, puis de l'onguent blanc de céruse. Bientôt il *fut évident que la cicatrice marchait à vue d'œil*, et cette fille voulut absolument quitter l'hôpital le 31 octobre.

LETTRE de M. le Docteur GILBRIN
à M. le Docteur WARIN

Mon cher confrère ,

Conformément à votre désir, j'ai l'honneur de vous adresser l'énumération des personnes atteintes de brûlures qui ont été, à ma connaissance, pansées au moyen de l'huile siccative noire et du blanc de céruse. Tous ces malades ont été *guéris plus rapidement* que cela n'a lieu ordinairement pour les brûlures, et *la cicatrice est belle et régulière*. Chez un seul, la marche de la cicatrisation a été plus lente, mais ce blessé, qui du reste avait des brûlures fort graves (du premier au cinquième degré inclusivement), avait été pansé par moi dans les premiers temps avec le liniment calcaire, parce que je ne connaissais pas encore le pansement de M. Hoffmann.

Un certain nombre de ces malades ont été pansés par M. Hoffmann, à une époque où je ne connaissais pas encore son traitement, mais les individus guéris m'ont été montrés, *j'ai pu constater la beauté de la cicatrice*, après quoi j'ai employé moi-même le même mode de pansement avec le *même succès*; je dois ajouter que j'ai demandé tout d'abord à M. Hoffmann si l'emploi du plomb n'avait jamais déterminé d'accident. Malgré l'assurance qu'il m'a donnée que jamais il ne s'en était produit, j'ai porté mon attention de ce côté chez les malades que je pansais par ce procédé, et, bien que chez quelques-uns la brûlure fût très-étendue, *jamais ie n'ai observé chez aucun le moindre accident saturnin.*

Première Catégorie. — Individus ayant été pansés par M. Hoffmann, et que j'ai vus après leur guérison.

(N'ayant pas pris les observations de ces malades, non plus que de ceux de la deuxième catégorie, je ne puis que vous dire de mémoire ce qu'était à peu près la brûlure.)

CUNIN (Eugène), 3 ans, brûlure au ventre (premier et deuxième degrés). Étendue de deux fois la largeur de la main.

GARNIER, homme adulte. Brûlure à l'avant-bras.

LUX (Rosalie), 14 ans. Brûlure à la tête et à un pied.

LERNOULD (Fanny), 20 mois. Brûlure à la main (premier, deuxième et troisième degrés).

BEAUCOURT (Adolphe). Brûlure à la main (premier, deuxième et troisième degrés).

Chez ces cinq malades, j'ai indiqué les degrés d'après les renseignements que m'a communiqués M. Hoffmann.

Deuxième Catégorie. — Blessés ayant été pansés par moi, avec l'assistance de M. Hoffmann.

Prudon, homme de 55 ans environ, ayant marché dans de la crasse de haut-fourneau en fusion, a été atteint de *brûlures des deux pieds (aux quatrième et cinquième degrés)*, et *des deux jambes, dont l'une jusqu'au-dessus du genou (aux premier, deuxième, troisième et quatrième degrés)*. Le pansement a d'abord été fait au liniment calcaire, puis à l'huile siccative et au blanc de céruse. *La cicatrice est très-belle et solide.*

Alt (Christian), 10 mois. Brûlure au pied (premier et deuxième degrés).

X., garçon boucher, âgé d'environ 24 ans. *Brûlure à une main (premier, deuxième et troisième degrés)*, déterminée par de la poix bouillante (en marquant des moutons). *Guérison en 8 jours, belle cicatrice.*

Frécot, petite fille de 1 an. Brûlure d'une moitié de la circonférence de la jambe dans toute sa longueur, et d'un pied (premier, deuxième et troisième degrés). *Belle cicatrice en 10 jours.*

Pontasse, fille, 16 mois. Brûlure aux deux avant-bras et aux deux mains (premier, deuxième et troisième degrés). Guérison en 12 jours.

Schell fils, 13 ans. Brûlure multiple à la face, au cou, à la poitrine et à une épaule (premier, deuxième et troisième degrés). Guérison en 15 jours.

Collignon (Eugénie), 16 ans. Brûlure aux deux pieds (troisième degré) par de l'*acide sulfurique* du commerce. *Guérison en douze jours.*

Halfler, enfant de 2 ans, demeurant à Jouy. Brûlure au ventre, moitié de l'étendue du ventre et aux deux jambes (deuxième degré). Guérison en 15 jours.

Véry (Ambroise). Brûlure à la cuisse (deuxième degré).

Bolhaye, fille, 15 mois, à Jouy. Brûlure à la face, aux mains, aux pieds.

Lemoine, 55 ans environ, d'Ancy. Brûlé à la gare d'Ars par la rupture d'une bombonne d'acide sulfurique, toute la longueur de la jambe, demi-circonférence postérieure et à la main (deuxième et troisième degrés). Guéri en 3 semaines.

Veuillez agréer, mon cher confrère, l'assurance de mon respectueux dévouement.

GILBRIN.

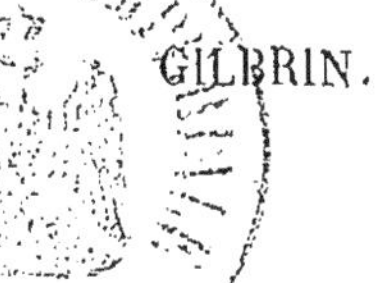

IMP. CENTRALE DES CHEMINS DE FER.—A. CHAIX ET Cᵗ, RUE BERGÈRE, 20, PARIS.—15902-9

www.ingramcontent.com/pod-product-compliance
Ingram Content Group UK Ltd.
Pitfield, Milton Keynes, MK11 3LW, UK
UKHW021201140726
13695UKWH00005B/2262

CHANT PREMIER.

ARGUMENT DU CHANT PREMIER.

L'Auteur, dans son début, est châtié par Apollon, sur la manière dont il annonce son ouvrage. Ensuite, étant devenu plus modeste, il fait, d'un style allégorique, la description de ses douleurs. Chacune des affections dont il est tourmenté forme, sous le voile de l'anagramme, le nom des chefs d'une soldatesque introduite furtivement au centre de la citadelle pour la miner de fond en comble. Mais deux grands capitaines, faisant agir leur artillerie chimique, parviennent à chasser l'ennemi.

DOULEURS

ET

GUÉRISON.

PETIT POÈME ALLÉGORIQUE.

CHANT PREMIER.

Seul, au bords du Permesse, un poëte orgueilleux,
De ses vers ampoulés importunait les Dieux.
Je chante.... « Il te sied bien, avorton du Parnasse,
» D'usurper un tel mot pour parer ton audace ?
» Mon esprit tout divin connaît depuis long-temps
» Ta faconde lyrique et le but de tes chants !
» D'un savoir qui m'est dû la sotte parodie,
» Sans raison, sans pudeur, exalte ton génie;
» Tu donnes méchamment, dans tes contes falots,
» Des sarcasmes vieillis pour d'excellens bons mots :
» Rougis, et souviens toi qu'une muse félone,
» Ne dit jamais, je chante.... Elle dit; je fredonne....
» Tu m'entends : il suffit. » — Oracle d'Apollon !
J'obéis à tes lois.... Écoutez mon fredon.

Depuis six mois entiers, dans une place forte
Solidement bâtie ,... — En quel pays ?... — Qu'importe !
Croyez-vous que je sois un érudit d'aplomb,
Connaissant des pays les degrés et le nom ?

Peut-être il me faudrait, imitant vos merveilles,
De grec ou de latin, chatouiller vos oreilles !
Mais César aux Romains parlait-il iroquois ?
Homère a-t-il écrit l'Odissée en chinois ?...
Je ne me conduis point comme un maître d'école ;
La ponctualité nuit au trait qui s'envole.
Ainsi, narguant l'usage, en dépit des pédans,
Des obtus, enterrés sous leurs vieux rudimens ;
Je le répète encor.... dans une place forte,
 Malgré nombre de surveillans,
 Des étrangers, envieux et méchans,
 Introduisaient mainte et mainte cohorte
De soldats effrénés, de mauvais garnemens,
Pour culbuter la ville et tous ses monumens.
 D'abord, sans nulle défiance,
 Par amour pour la nouveauté,
Assez complaisamment, avec urbanité,
De ces nouveaux venus on souffrit la présence :
 Mais un des sages du pays,
 Homme vanté par sa prudence,
 Un certain soir, en confidence,
 Dit, tout bas, à ses vieux amis :
« Si nous n'agissons point sur l'heure, en diligence,
La ville périra : oui, j'en ai l'assurance.
Hier, étant assis dans un bois de cyprès,
Entièrement caché par des rameaux épais,
 Je vis à travers le feuillage,
Sept étrangers marquans ; j'entendis leurs projets :
Les monstres ! les ingrats ! pour payer nos bienfaits,
Ils veulent, dans nos murs, exciter le désordre
 A nous frapper de ses excès !
 Et, ce qu'on ne croira jamais !
De cet affreux complot, nul n'a voulu démordre !

Le plus chaud malveillant, de ces sept conjurés,
Ce fut *Copondhyrie* (1), homme aux yeux effarés :
Sa mine est rebutante, elle est rébarbative !
Il promet d'attaquer, mais il veut qu'on le suive.
Aussi, *Gans*, *Penterise*, *Monsinie*, *Érisgal*,
A *Ferns*, d'un vil serment ont donné le signal ;
Et le caduc *Emasth*, étouffant de colère,
En jurant démasqua son zèle atrabilaire....
Amis, vous connaissez la marche de mon cœur ;
Le sentier qu'il préfère est celui de l'honneur ;
Jugez comme il souffrait, ce cœur brûlant de flamme,
Au sinistre récit de ce projet infâme !
A l'instant je voulais, par la rage emporté,
M'élancer pour punir cette déloyauté.
Désirant sous mes coups que l'un sur l'autre crève,
Déjà de son fourreau j'avais tiré mon glaive ;
Mais une sourde voix me dit : « Sois circonspect.
» Le plus vaillant soldat ne peut rien contre sept !...
» Tu dois, à pas de loup, fuir ; il est bien plus sage
» D'avertir tes amis d'un effrayant orage,
» Que d'aller provoquer sept fougueux spadassins,
» A te mettre en lambeaux sous leurs fers assassins.
» Pour sauver le pays, berceau de ton enfance,
» Un trépas ignoré n'est qu'une extravagance :
» C'est en donnant l'exemple au milieu des combats
» Que tu peux ennoblir ta vie ou ton trépas... »

» Éclairé, pénétré, par cette voix divine,
De mon bosquet obscur je pars à la sourdine,
Pour vous recommander de former un conseil,
Avant que l'orient nous montre le soleil !

(1) Tous les noms en caractère *italique* sont les anagrammes
des affections éprouvées par l'auteur.

Les sentimens divers d'un conciliabule
Seront pour la défense un puissant véhicule ;
Car du choc des avis naîtront de vastes plans ,
Comme la foudre naît du choc des élémens ! »

A ce sage discours l'on applaudit ensemble ,
Puis au fond d'un caveau le conseil se rassemble.
Le premier qui parla , dans cette extrémité ,
C'est un vieux citadin , rempli d'humanité :
« Il ne faut pas , dit-il , par un choc téméraire,
Inconsidérément se montrer sanguinaire :
Jugeant sur des propos , on se trompe souvent ;
N'attaquons pas encore , agissons prudemment ;
Peut-être que ces gens , comparés à la fronde ,
Sont dans le fond du cœur les meilleurs gens du monde.
Le conteur de récits a bien pu se tromper :
Observons quelques jours... » —« Est-il temps d'observer?
Repartit un brûlot : je veux , quoi qu'on en dise ,
Attaquer corps à corps les chefs de l'entreprise.
Si leurs suppôts nombreux me forcent à broncher ,
Ce malheur forcera nos soldats à marcher.
Alors le peuple , ardent à se lever en masse ,
Des soldats étrangers réprimera l'audace.
Ils seront pétrifiés , culbutés , renversés ,
Ils mordront la poussière , et nous serons sauvés.
Tel est mon sentiment... »—« Moi, plus calme en ma rage,
Moi , qui du Mithridate ai professé l'usage,
Je conseille , messieurs , de joindre à la boisson
De ces ensorcelés quelques grains de poison :
Ne convenez-vous pas que , risquant cette ruse ,
Ils seront tous occis sans que l'on nous accuse ? »
— « Cela peut réussir ; mais ces moyens sont lents :
Notre malheur , hélas ! croît à tous les momens :

Le péril m'épouvante, et, dans mon trouble extrême,
Je voudrais qu'un de nous parlât comme moi-même ;
Qu'il fasse concevoir........ » — « Tu peux te rassurer,
Ami, je te comprends. Il faut, pour triompher,
Des auteurs du complot se défaire au plus vite.
Considérez l'effet d'une telle conduite ?
Leur phalange effrayée, en perdant son appui,
Ne sera plus demain ce qu'elle est aujourd'hui.
La crainte, de l'orgueil, prenant bientôt la place,
Nous les verrons fléchir et nous demander grâce.
Que pense Lalourcet (1) ? est-il de cet avis ? »
— « Certes ! de point en point, vos plans seront suivis ;
Je réponds de mon bras. » — « Il nous faut plus encore :
Il faut nous prodiguer les secrets d'Épidaure.
Ces secrets merveilleux qui, seuls en ce danger,
Pourront de notre sein éloigner l'étranger.
Ouvrez vos arsenaux ! Avant le crépuscule,
Que cent fois les Pandours avalent la pilule.
De la pompe anodine employez les secours,
Tarissez, s'il le faut, les fleuves dans leurs cours ;
Ne vous avisez point de couper la retraite,
Laissez-les s'échapper sans tambours, sans trompettes ;
Que les peuples voisins, voyant leur triste état,
Apprennent comme on sait punir un attentat. »
— « Le temps est précieux, abrégeons la parole ;
Chacun est-il ici prêt à jouer son rôle ? »
— « Commandez, ordonnez, nous sommes aux aguets... »
— « Pour agir dans l'esprit de vos grands intérêts,
Je vais vous exposer mon ordre de bataille.
Hardy (2), tu serviras les poudres (3), la mitraille,

(1) Lalourcet, nom du médecin de l'auteur.
(2) Hardi, nom de l'apothicaire.
(3) La magnésie, les pastilles d'ipécacuanha.

Toi, soulevant l'écluse au torrent de Vichi,
Au torrent de Sedlitz, par le nitre blanchi,
Tu ne cesseras point d'inonder les perfides :
Mais avant d'employer ces manœuvres humides,
Ne voulant rien risquer, ni tenter à demi,
Par un assaut terrible effrayons l'ennemi !
A l'instant qu'à ses yeux flottera la bannière,
Vingt dragons affamés le prendront par derrière.
Puis, loin de s'étonner de voir couler le sang,
Nous saisirons les chefs par l'un et l'autre flanc ;
Et nous ferons si bien que cette horde vile,
Avant la fin du jour, ne sera plus en ville. »

Par combien de bravos, de bénédictions
On vit récompenser tant de perfections !
Sans tarder on s'embrasse, on va d'un train de poste,
Affrontant le péril, se présenter au poste :
Là, grâce aux bons avis du savant Lalourcet,
L'attaque fut heureuse et le succès complet.

Explication des anagrammes.

Copondhyrie, hypocondrie; *gans,* sang; *penterise,* épreintes; *monsinie,* insomnie; *erisgal,* glaires; *ferns,* nerfs; *emasth,* asthme.

CHANT DEUXIÈME.

ARGUMENT DU CHANT DEUXIÈME.

A la fin du combat, un chef des étrangers parvient à se cacher dans un antre inconnu ; c'est de là qu'il souffle sur les citadins des poisons contraires au sommeil. Soudain un courrier de dépêches est chargé de demander à la faculté de Paris une recette pour dormir : il l'obtient et retourne.

CHANT DEUXIÈME.

Cependant un courrier, sur son cheval numide (1),
Arrive dans Paris, courant à toute bride.
D'un seul temps de galop il franchit la cité.
Au temple d'Esculape il descend tout botté.
Tel on a vu Blanchard, affrontant la culbute,
Du séjour des oiséaux descendre en parachute;
Tel notre ambassadeur se montre en plein midi,
Courant comme un Anglais qui poursuit un pari.
Ce spectacle imprévu saisit tant le concierge,
Qu'à la porte du temple il reste comme un cierge!
Sans avancer d'un pas, il laisse le courrier,
Du grand amphithéâtre, enfiler l'escalier.
Notre homme lestement pénètre dans l'enceinte,
Où l'on se débattait sur l'effet de l'absinthe.
Assez éloquemment, l'un vantait sa vertu.
Un autre, moins instruit, mais beaucoup plus têtu,
De ce médicament condamnait l'amertume....
Sur l'absinthe aussitôt le débat se rallume...
En voyant s'escrimer tant d'apprentifs docteurs,
Le courrier du respect éprouva les terreurs;
Mais bientôt, de ses sens ayant repris l'usage,
Au premier président il parle ce langage.

« Ilustres doctorès! dans les climats brûlans,
Il vient de se passer des faits bien surprenans.
Le vrai nom du pays est inutile à dire,

(1) La Numidie est une contrée de l'Afrique, d'où proviennent
les meilleurs chevaux.

L'agile renommée a dû vous en instruire.
De même, vous savez quels sont les résultats
De nos tourmens affreux et de tous nos combats.
Vous avez su comment sept hardis capitaines
Espéraient nous contraindre à périr dans leurs chaînes ;
Et comment la victoire, à ces monstres jaloux,
A fait porter les fers qu'ils préparaient pour nous.
Nous avons triomphé ! mais, pendant la mêlée,
Un chef des ennemis sut prendre sa volée.
Monsinie est le nom de cet être pervers.
N'agissant que de nuit, dans nos chemins couverts,
Il soufle des venins dont l'effet indomptable
Nous prive des douceurs d'un repos désirable.
Envain, lorsque Thétis entraîne le soleil,
Croyons-nous profiter des bienfaits du sommeil;
Notre ennemi commun, l'infernal *Monsinie*,
Porte dans notre sein la brûlante insomnie.
Et je suis délégué par mes concitoyens,
Pour trouver à ce mal le plus prompt des moyens. »

Après avoir flairé quatre fois une prise
D'un tabac ! tout exprès envoyé de Venise,
Le président Fourré, du haut de sa grandeur,
Affectueusement parle à l'ambassadeur :

« Monsieur, vous me voyez prêt à vous satisfaire ;
Mais il nous faut traiter, bride en main, cette affaire.

» On se reprocherait d'avoir trop brusquement
Déterminé l'emploi d'un seul médicament,
Et signé son avis, à moins qu'au préalable,
On n'ait, de l'insomnie, offert un trait palpable.

» Nous voyons bien souvent des cœurs épris d'amour,

Veiller toutes les nuits, ne point dormir le jour,
Repousser les juleps des doctes pharmacies,
Préférer au repos leurs douces insomnies!...
Pourquoi désenchanter ces cœurs vraiment épris ?
Ils dormiront assez lorsqu'ils seront maris.

» Dans leur triste Moutier, les pieuses béguines
S'enivrent de café pour mieux chanter matines;
S'il n'en était ainsi, des rêves chatouilleux
Pourraient les exiler du royaume des cieux;
Car le bruit éclatant des célestes trompettes
N'étant point entendu, quel sort pour les nonettes !
Il faut donc les laisser veiller tranquillement.

» On prescrit aux marins ce mode efficient.
Monsieur, vous conviendrez qu'il est d'un bon usage :
Un pilote dormeur est surpris par l'orage!
Le vaisseau brûle! il sombre ! et pilote et marins
Sont réveillés ! par qui ?.... par la dent des requins!...
Ils auraient évité cette dent meurtrière,
En allant sur le pont lorgner la poussinière.
Ainsi, vous l'entendez, le marin doit veiller.

» Mettant de l'amour-propre à ne rien oublier,
Je vais dire en deux mots tout ce que ma mémoire
Peut offrir de sujets marquans pour cette histoire.

» L'avare, auprès de l'or qu'il croit qu'on veut ravir,
Fait sa prière à Dieu pour ne jamais dormir.

» Le chasseur à l'affût, s'il ferme la paupière,
Manque un lièvre, un renard, un beau coq de bruyère.

» La joueuse Morphise, habile au lansquenet,

Passe à braver le sort quatre nuits tout d'un trait ;
Troubler dans son plaisir une telle furie,
Ce serait la contraindre à s'arracher la vie.

Chaque être dans ce monde a ses goûts, ses penchans ;
Rien ne peut les changer, c'est l'ouvrage du temps.
Ce trésor des trésors, cette pierre infernale,
Qu'on veut bien appeler pierre philosophale,
Fait sécher le souffleur qui descend au cercueil,
Possesseur du secret de ne point fermer l'œil !
De même, au carnaval, l'imprudente Lolotte
Passera quinze nuits à danser la gavotte.

» Nous faut-il de Morphée évoquer les pavots,
Pour donner de l'empire au sommeil d'un héros ?
Le héros nuit et jour doit calculer la bombe ;
Il doit ne s'endormir qu'en entrant dans la tombe !

» L'astronome attentif resterait tout confus,
S'il ratait en dormant la brillante Vénus.

» Le poëte est heureux lorsque, sous les gouttières,
Il peut en déclamant passer les nuits entières.

» Et veillant dans son lit, le plaideur bas-normand,
Pour tromper le parquet, trouve un expédient.

» Voilà bien des tableaux ! ils prouvent, en bon style,
Qu'en mainte occasion l'insomnie est utile.

» J'ai parlé franchement, en rien je n'ai menti,
Vous m'avez entendu ; répondez-moi ..... *Dixi.* »

— « Président, pardonnez à ma sollicitude,
De tromper mes amis je n'ai point l'habitude :

Tout ce que l'éloquence a prôné dans ces lieux,
Doit, pour le genre humain, être un bien précieux.
Chaque trait du discours me séduit à l'extrème;
Je pense comme vous, mais on m'a fait mon thème;
Ne pouvant de ce thème altérer un seul mot,
Daignez y faire droit, et je pars au galop. »

—« Par nombre d'argumens, je présumais vous vaincre,
Monsieur; mais, je le vois, rien ne peut vous convaincre.
L'insomnie anodine et douce en ce pays,
Chez vos concitoyens cause de grands soucis:
Il faut pour les calmer vous indiquer en somme
L'infaillible secret d'obtenir un bon somme.
Ce secret dans Paris, monsieur l'ambassadeur,
Fait que les citadins s'endorment de grand cœur.
Et je suis enchanté, charmé, je le confesse,
Que pour un tel sujet aux docteurs on s'adresse.

» En ouvrant Hippocrate on y trouve ces mots :
« N'importe en quel pays, manquez-vous de repos?
» D'un feuilleton lisez seulement une note,
» Vous vous endormirez d'un sommeil de marmotte. »
Puisque vous consultez, il faut apparemment
Que de ces feuilletons vous n'ayez point eu vent.
Eh bien! dans nos cafés, vous pouvez à leur place,
Emporter des journaux mainte et mainte liasse.
S'il vous faut plus encor, prenez sur nos remparts
Du mélodrame obscur les volumes épars......
Grands dieux! rien que ce nom tellement me tenaille,
Que tout en vous parlant je soupire, je baille !
Partez donc; galopez, volez, et dans vos murs
Propagez du repos les secrets les plus sûrs ! »

Le courrier se prosterne. Il saisit la recette,

Et porte à ses amis mélodrame , gazette,
Journaux, procès verbaux , extraits du bulletin,
Toute une édition des sermons de Cottin!......
En cherchant, en fouillant dans les vieilles boutiques,
Il prend quatre ballots de poëmes lyriques.
Combien ils étaient lourds ! le temps de leur esprit
Inexorablement avait fait son profit.
N'importe : ces ballots, perdus pour le libraire,
Partirent, sans payer, par un vélocifère.
Alors , tout rayonnant , le courrier plein d'ardeur
Regagna son pays comme un triomphateur !
Il aurait pu du double augmenter son bagage ,
Mais , gardant le nouveau pour un autre voyage ,
Près de la citadelle il se présente enfin :
Aussitôt de la tour on sonna le tocsin........
Sur la place , à ce bruit , le peuple accourt en foule.
On saisit les papiers , on déchire , on déroule :
Le magistrat paraît : il ordonne le feu ,
Et de tout consumer chacun se fait un jeu......
Pour comble de bonheur, le traître *Monsinie* ,
Expirant dans les flots de ce vaste incendie ,
Laissa le peuple , usé par un trop long réveil ,
Reprendre sa vigueur dans les bras du sommeil.

CHANT TROISIÈME.

ARGUMENT DU CHANT TROISIÈME.

Après l'entière défaite des conjurés, Amboise, gouverneur de la citadelle, voyage pour se distraire des maux dont il pouvait être victime. Ayant couru long-temps, sans autre but que de courir, il s'endort, à l'ombre d'un buisson, dans la vallée de Creil et de Clermont. Subitement il est réveillé par les chants joyeux d'une troupe de villageois courant au mariage de la fille du maire d'une commune prochaine, apelée Liancourt. Description du pays. Invitation faite au gouverneur d'assister au festin de la Noce. Détails de cette fête. Conclusion.

CHANT TROISIÈME.

Dans ses nombreux travaux, que la nature est sage !
Chaque jour, par son ordre et par sa volonté,
Les aquilons fougueux, la tempête, l'orage,
    Le calme, et la sérénité,
    Les douceurs de la liberté,
    Les maux affreux de l'esclavage,
La guerre et ses fléaux, la fièvre et son ravage,
    La paix, la force, la santé,
    D'un vol prompt et précipité,
    Parcourant la machine ronde,
Agitent les humains pour le maintien du monde.
Dans son cours sinueux, le long des verts coteaux,
  C'est ainsi que le fleuve en déroulant ses flots,
    Par les vents tourmentés sans cesse,
    Est préférable à l'onde épaisse
D'un étang solitaire et toujours en repos.
De même la cité, dont j'ai peint les alarmes,
    Serait l'antre de la stupeur,
    Si Bellone, agitant ses armes,
N'avait des citadins provoqué la valeur.
    Ils allaient, cédant au carnage,
    S'éteindre dans l'obscurité ;
    Ils ont acquis par leur courage,
    Des droits à l'immortalité !
Celui de nos vainqueurs qui le plus m'intéresse,
Le gouverneur Amboise, ennuyé de souffrir
Du spectacle des maux d'une horrible détresse,
Voulut de ces tourmens perdre le souvenir.

Cédant à son impatience,

Quittant l'asile où sa vaillance

Ne trouvait plus d'amorce au gré de son désir,

Plein d'une ardeur qui le domine,

Il part, il galope, il chemine,

Comme un trait il prend son essor ;

Et, sans contrainte et sans effort,

Un noble destrier, de race andalousine,

Franchissant les guérets, gravissant la colline,

Seconde ou prévient son transport.

Enfin le courageux Amboise,

N'en pouvant plus et presque mort,

Non loin du rivage de l'Oise,

Sans craindre qu'on lui cherche noise,

Descend sur le gazon, se renverse et s'endort......

Alors était le mois, il m'en souvient encor,

Où le plus verdoyant feuillage

Commence à donner de l'ombrage

Au robuste habitant des champs,

Surtout à fille de quinze ans

Qu'un instinct naturel engage

A tranquilliser ses amans.

Ce mois, fertile en espérance,

Ce mois, qui promet l'abondance

Des biens les plus intéressans,

Avril annonçait le printemps ;

Et, de fleurs pour orner la plaine,

Il calmait par sa douce haleine,

Le souffle aride des autans.

Notre grand voyageur, couché, blotti sur l'herbe,

Commençait un rêve superbe,

Lorsque le son du galoubet,

Du tambourin, du flageolet,

Soutenu de la cornemuse,
Vint troubler ce rêve enchanteur....
Amboise enragea de bon cœur.
Sitôt qu'un rêve nous amuse,
Pour en savourer la douceur,
On voudrait prolonger l'erreur....

Le voilà donc qui s'imagine,
(Se méprenant sur la clameur)
Qu'une mascarade assassine,
Du fusil frappait la platine,
Poussait des cris de mélusine,
Faisait précéder la terreur,
Pour mettre à mal un gouverneur.

Tourmenté de ce bruit étrange,
Debout, promptement il s'arrange ;
Il met le pied dans l'étrier
Et saute sur son destrier.
Il avance en criant, qui vive ?...
On ne dit mot.... Il récidive,
Et de son pistolet d'arçon
Il menace le bataillon.
Craignant cette raison active,
Un courageux ménestrier,
Assez plaisant de son métier,
S'écria, jurant par saint Yve ;
« Corbleu ! monsieur le cavalier,
Pour un rien, pourquoi tant crier ?
Quand la prunelle n'est pas nette,
On met le nez sous la lunette,
Et l'on ne voit pas de pandours
Dans les enfans des troubadours.

Seriez-vous, par hasard, comme était don Quichotte?
Comme était son valet, ce petit courte-botte,
  Qui toujours voyaient des géans
  Dans l'ombre des moulins à vents?
  Ce procédé n'est point honnête :
  Loin d'effrayer des bonnes gens,
  Rengaînez; marchez à la tête
  De notre bataillon joyeux;
  Et, sans rien craindre de fâcheux,
  Avec nous venez à la fête
  Qui va commencer en ces lieux.
  Entendez-vous sonner la cloche,
  Qui tinte autrement, sans reproche,
  Que de Paris le gros bourdon?
  Eh bien! c'est un échantillon
  Du tapage et de la bamboche
  Que cette sonnette de poche
  Doit faire entendre en carrillon
  Au coup de midi qui s'approche.
  Vous paraissez brave luron :
  Ce que je vous annonce est bon;
  En avant, et plus d'anicroche. »
L'orateur à ces mots cessa de pérorer.
  On a peine à se figurer
  L'étonnement de sire Amboise!
Cependant, convaincu qu'il peut se rassurer,
  Il se décide à se montrer
  Au sein de la troupe grivoise.
Ne précipitons rien : c'est ici le moment
  (Pour ne point laisser de lacune)
  De dire un mot de la commune,
  Où nos villageois vont chantant.
Le site est un délice, est un enchantement!

Dès qu'on le voit, subitement
Le poëte décrit et le peintre dessine.
Liancourt, ton aspect inspire le talent!
Que n'ai-je les pipeaux de l'amant de Corinne,
Je pourrais te chanter sans crainte et dignement....
Voyez le tableau ravissant!
Sur le tertre fleuri d'une vaste colline,
Couverte abondamment des trésors de Cérès;
Près des pommiers touffus, de la fraîche aubépine,
Du chêne au gland doré, de l'arbre à la résine,
Du tendre acacia, du sinistre cyprès,
Vous voyez sautiller les enfans de Palès,
Tout en faisant brouter la plante sauvagine,
La luzerne grenue et la fine aluïne,
A leurs gras et nombreux troupeaux.
Ici la Brèche, en paix, coule au pieds des ormeaux,
Et de la Beronèle aime à suivre les flots.
Sur leur sable brillant, jeté par la ravine,
'Vous voyez du brochet, de la perche argentine,
Les bonds, les élans et les sauts. ·
Dans ce riche canton, fertile en animaux,
Le désœuvré malin, pourvu d'adresse insigne,
D'une main, en jetant sa ligne,
Prend un monstrueux barbillon;
De l'autre, sans rémission,
Il tire un lapin qui trépigne,
Et meurt d'une convulsion!
C'est ainsi qu'un poëte, à la verve maligne,
Fait à ses auditeurs avaler le goujon.
Amboise était charmé, ravi, même en extase,
A chaque trait de ce récit divin;
Cependant il blâmait l'emphase,
Du barbillon et du lapin :

Quelqu'un lui dit tout bas que le berger Sylvain
　　　Du pays étant le poëte,
Il fallait pardonner à sa muse indiscrète......

　　— « Pardonner, dit Amboise, il peut aller son train.
La gaîté sut toujours abréger le chemin;
Avançons...... Le berger continuera l'histoire,
　　　Des merveilles de ce canton. »
　　　Lors, pour plaire à son auditoire,
Le poëte Sylvain chanta d'un plus haut ton :

　　« — Dans ces lieux où vingt fois résonna ma guitare :
Au-delà du canal et du pont qui sépare
Le modeste Cauffry du fameux Liancourt,
L'œil tout émerveillé se promène et s'égare
Dans les bosquets d'un parc, vanté par Dablancourt.
Le désastre effrayant du plus funeste jour,
Par les soins de Gisors, aujourd'hui se répare.
Celui qui règle, ordonne, active en ce séjour,
De faire des heureux a le talent trop rare.
Philantrope éclairé, loin du bruit de la cour,
Des plus sages avis jamais il n'est avare.
Grand duc et pair de France, il parle sans détour
Dès qu'il faut attaquer un sentiment bizarre.
Grand administrateur, il trace tour à tour
Les différens travaux dont le luxe s'empare.
Par lui de la Vaccine on connaît le bienfait !....
Pourquoi ne pas nommer un homme aussi parfait?
Lui-même me contraint à garder le silence.
Mais en Perse, en Europe, au Brésil, à Bysance,
De la Rochefoucauld qui ne sait le portrait !....

　　» Qu'entends-je? les tambours et la cloche bavarde.
　　　Ils disent dans leurs tons joyeux
Qu'un ministre gaulois, qu'un respectable barde,

Bénit en ce moment un couple bienheureux.
Pour joindre le cortége, approchant deux à deux,
Hâtons-nous ! sans tarder rangeons-nous sur la place.
A ces mots, par les soins d'un champêtre écuyer,
Le gouverneur Amboise éloigne son coursier ;
Près des nouveaux époux, d'un air tout plein de grâce,
Il fait un compliment digne d'un bachelier.
On lui répond de même, au banquet on l'invite :
Il accepte gaîment, sans se faire prier.

Ferai-je du repas le récit tout entier ?
Non. Laissant à Boileau cet étonnant mérite,
Du dessert somptueux occupons-nous de suite.

Sa prodigalité m'enchante et me séduit.
A l'éclat des flambeaux, lorsque le jour s'enfuit,
J'aime à voir un surtout et ces friands mélanges
De marrons lyonnais, de compotes d'oranges,
Tourte, échaudé, gâteau, brioche et gros biscuit,
Le plus rare et le plus beau fruit,
Le tout bien aligné sur trois longues phalanges ;
Les vins pétillans, le vin cuit,
Ces vins qui forceraient les anges
A s'enivrer toute une nuit.
J'aime encor ce bachique bruit,
Ce choc des flacons et des verres,
Pour souhaiter des jours prospères,
Des jours fortunés et bien doux,
Au couple intéressant, qui nous enflamme tous.
J'adore, et de ferveur unique,
Ce café de la Martinique,
Excellent, surtout, quand il bout !
Et l'huile de madame Anfou !
Et le rum de la Jamaïque !

Et ce beaume humain du Pérou,
Capable de forcer un vieux paralytique
A courir comme un jeune fou,
Pour se fourrer..... je ne sais où.
Enfin j'aime le punch! boute-en-train d'une fête,
Quand il est chaud, quand il est fort!....
Qu'ai-je dit! ce nom seul émeut, trouble la tête,
Au point que, lestement, profitant du transport,
Les mariés, sans bruit et d'un commun accord,
Nous laissant bavarder, boire, chanter et rire,
Se sont, loin de la noce, éclipsés sans rien dire.

Croyant que les conjoints au banquet tenaient bon,
Du nectar de Constance on présente un flacon ;
On veut verser... Grands dieux ! quelle affreuse disgrâce ?
Des époux fugitifs on ne voit que la place !.....

Mais le vieux gouverneur, madré comme un renard,
Du coin de son bon œil avait vu le départ.
Se levant furieux, d'une voix assurée,
En secouant l'oreille il parle à l'assemblée :

« Messieurs, le verre en main, vous vous gobergez tous !
Du plus beau de vos droits n'êtes-vous plus jaloux ?
Un garçon de la noce, à moins qu'il ne se blouse,
Doit répondre des faits de l'époux, de l'épouse;
Doit, sans intimider le tendron virginal,
L'escorter pas à pas jusqu'au lit nuptial.
C'est un antique usage, aussi vieux que le monde.
Pour n'y point déroger qu'à mes vœux tout réponde.
D'où vient qu'à la faveur des brouillards de Bacchus,
Les pétillans époux soudain sont disparus ?
Ces enfans de l'hymen, qu'un prompt désir talonne,
Devaient-ils nous quitter avant que minuit sonne ?
Devaient-ils nous quitter avant que le signal
Par eux ne fût donné pour commencer le bal ?

Regardez la musique , en ce sallon placée ,
Debout , l'archet en l'air , elle attend l'épousée !
De tâter du Bourgogne on a beau la prier ,
Elle est inexorable aux cris de son gosier ;
Et ne veut savourer le bon vin qu'on apprête ,
Qu'en portant la santé des héros de la fête.

» Donc il faut ramener ici les déserteurs ,
Pour que Momus encor électrise nos cœurs. »

Admirant ce discours , l'air dont il se prononce ,
Se lever et partir fut la seule réponse.
C'est en vain que le couple insista pour dormir ;
Il n'était pas minuit , il fallut revenir.

Ce fâcheux contre-temps fut oublié bien vite ,
Grâce au fin rigaudon qui commença de suite.
En effet , la musique , allongeant son archet ,
Fit entendre l'accord du gothique exaudet !
Alors un brouhaha soudain se fit entendre.
Un menuet ! dit l'un , je n'y puis condescendre.
(Celui qui s'expliquait était un beau garçon ,
Connaissant le grand monde et le goût du bon ton.)
Poursuivant son avis , il court en diligence
Demander à l'époux d'ouvrir la contredanse.
L'époux veut ce qu'on veut. Mais la vieille Marton ,
Voulut à soixante ans danser le cotillon.
Et des ménétriers n'ayant point d'assistance ,
Elle seule en chantant exécuta la danse.
A cette pantomime on applaudit d'abord ,
Puis au double quadrille on vint avec transport.
Dédaignant des façons la contrainte importune ,
Sans trop de complimens chacun prit sa chacune.

Le salut , le grand rond , le leste petit pas ,
Le léger terre à terre et les doux entre-lacs,

Tout fut exécuté dans ce jour de folie ,
Tel qu'ordonne un grand maître en coréographie.

Ah ! comme il fallait voir le sémillant époux,
Sauter jusqu'au plafond quatre fois, coup sur coup
Battre un double entrechat, former la chaîne anglaise,
S'étourdir à la walse, à la course française ;
Roidissant le jarret, tourner comme un tonton,
Sur la pointe du pied, sans poser le talon :
Par fois de sa vigueur il s'étonnait lui-même ;
Eh ! que ne fait-on pas le premier jour qu'on aime ?
Ce mari prétendait signaler son amour,
Rien qu'en restant sur place et sautant jusqu'au jour.
Son épouse au contraire était bien plus tranquille ;
De la faire sauter eût été difficile.
En avant, en arrière, un simple contre-temps,
De sa taille annonçait les souples mouvemens ;
Son modeste maintien était rempli de grâce.
Pour la considérer chacun quittait sa place ;
Mais voyant la danseuse un peu s'interloquer,
Chacun fermait la main qui voulait la claquer.
L'infatigable époux allait sauter encore
Quand sa dame partit au lever de l'aurore.
Ainsi finit la noce et ses nombreux plaisirs :
Puisse-t-il en rester de flatteurs souvenirs !
Puissent les rejetons de ce doux hyménée,
Vanter à leurs enfans cette belle journée......
Puisse enfin père Amboise , illustre gouverneur
Dans son pays lointain, raconter son bonheur

———————